BEI GRIN MACHT SICH IHR WISSEN BEZAHLT

AF167092

- Wir veröffentlichen Ihre Hausarbeit, Bachelor- und Masterarbeit

- Ihr eigenes eBook und Buch - weltweit in allen wichtigen Shops

- Verdienen Sie an jedem Verkauf

Jetzt bei www.GRIN.com hochladen und kostenlos publizieren

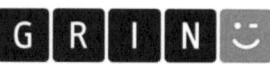

Auswirkungen von Cannabis auf den menschlichen Körper. Ein Studienvergleich

Elena Svensson

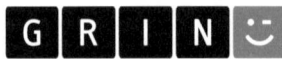

Bibliografische Information der Deutschen Nationalbibliothek:

Die Deutsche Nationalbibliothek verzeichnet diese Publikation in der Deutschen Nationalbibliografie; detaillierte bibliografische Daten sind im Internet über http://dnb.d-nb.de abrufbar.

ISBN: 9783346874320
Dieses Buch ist auch als E-Book erhältlich.

© GRIN Publishing GmbH
Trappentreustraße 1
80339 München

Druck und Bindung: Books on Demand GmbH, Norderstedt Germany
Gedruckt auf säurefreiem Papier aus verantwortungsvollen Quellen

Das Buch bei GRIN: https://www.grin.com/document/1355982

Hochschule Fresenius

Fachbereich onlineplus

Studiengang: Online Marketing (M.A.)

Portfolio

Studienvergleich: Auswirkungen von Cannabis auf den menschlichen Körper

Elena Svensson

Modul: Forschungsmethoden und -werkzeuge (M122)

Abgabedatum: 13.01.2023

Inhaltsverzeichnis

Abkürzungsverzeichnis

1 Einleitung

Keine Droge führt derzeit zu so intensiven, teils leidenschaftlich geführten Diskussionen wie Cannabis. Sie ist die am weitesten verbreitete illegale Droge in Deutschland. Vier von zehn jungen Erwachsenen haben sie bereits konsumiert - die Tendenz ist steigend (EMCDDA, 2021, S. 17). Die Legalisierung von Cannabis steht bereits seit Längerem auf der Agenda der Bundesregierung. Nun hat Bundesgesundheitsminister Karl Lauterbach dem Kabinett erste Eckpunkte vorgelegt, wie diese aussehen könnte (Bundesministerium für Gesundheit, 2022). Damit werden auch die Stimmen lauter, die der Legalisierung aufgrund von gesundheitlichen Bedenken kritisch gegenüberstehen. So konnten in den vergangenen Jahren verschiedene Studien zeigen, dass der Cannabiskonsum für Jugendliche unter 25 Jahren, deren Gehirn noch nicht vollständig ausgereift ist, besonders gefährlich ist (siehe hierzu bspw. Hall & Degenhardt, 2014).

Als bisher größte longitudinale Neuroimaging-Studie zum jugendlichen Cannabiskonsum soll im Rahmen dieser Portfolioarbeit die Studie *Association of Cannabis Use During Adolescence With Neurodevelopment* aus dem Jahr 2021 näher untersucht werden. In der Längsschnittstudie ist den Forschenden mithilfe von Magnetresonanztomographie (MRT)-Bildern erstmals ein ganz konkreter Nachweis gelungen, welche bleibenden negativen Effekte die Droge im Gehirn von Heranwachsenden haben kann. Hierfür analysierten Albaugh und sein Team MRT-Daten von 799 Teilnehmenden der IMAGEN-Studie, die europäische Jugendliche ab dem Alter von 14 Jahren verfolgt hat. Bei den Teilnehmenden wurden zu Beginn der Studie und während einer 5-Jahres-Follow-up-Phase Gehirnuntersuchungen durchgeführt (Albaugh et al., 2021).

Daneben gibt es aufgrund der bevorstehenden Legalisierungen immer wieder klinische und politische Bedenken hinsichtlich der psychischen Auswirkungen des Cannabiskonsums. Die Kohortenstudie *Cannabis Use and Risk of Psychiatric Disorders* aus dem Jahr 2016 untersucht prospektive Zusammenhänge zwischen dem Konsum von Cannabis und dem Risiko psychischer Erkrankungen und Drogenmissbrauchsproblemen in der allgemeinen erwachsenen Bevölkerung in den USA. Hierfür wurden in einer landesweit repräsentativen Stichprobe 34.653 Erwachsene ab 18 Jahren im Abstand von drei Jahren befragt (Blanco et al., 2016). Damit liefern beide Studien wesentliche Erkenntnisse für politische Entscheidungstragende.

Im Rahmen dieser Arbeit sollen die Studien systematisch verglichen werden. Hierfür wird der theoretische Hintergrund, das methodische Vorgehen, die Datenanalyse sowie die Interpretation der Ergebnisse vergleichend analysiert und diskutiert. Ein Fazit schließt die Arbeit ab.

2 Theoretischer Hintergrund und empirische Fragestellung

Nachfolgend werden die theoretischen Hintergründe sowie zugrunde liegenden Fragestellungen der ausgewählten Studien untersucht. Zunächst werden die Studien eigenständig analysiert, um sie darauf aufbauend vergleichend zu diskutieren.

2.1 Longitudinale Neuroimaging-Studie

Ziel der Studie aus dem Jahr 2021 ist es herauszufinden, inwieweit das Ausmaß des Cannabiskonsums mit der Entwicklung der mit MRT gemessenen Dicke der Hirnrinde im Jugendalter assoziiert. Der Fokus der Studie liegt auf den Auswirkungen von Cannabis auf die Entwicklung des Gehirns von Jugendlichen in der Adoleszenz. Forschungsgegenstand ist die Entwicklung der zerebralen Kortikalisdicke des Gehirns. Zur Beantwortung der Forschungsfrage wurde eine Kohortenstudie über einen Zeitraum von fünf Jahren durchgeführt (Albaugh et al., 2021, S. 1031–1032).

Der theoretische Hintergrund der Studie wird zu Beginn der Ausführungen detailliert beschrieben. Die Forschenden begründen den Forschungsbedarf mit der bislang unzureichenden Untersuchung der Auswirkungen von Cannabis auf die Entwicklung des Gehirns von Jugendlichen. Demnach sollen bisherige Erkenntnisse vorrangig auf Tierstudien basieren. Diese haben gezeigt, dass das jugendliche Gehirn empfindlich auf Störungen der Endocannabinoid-Signalübertragung reagiert, was zu einer veränderten Neuroentwicklung und dauerhaften Auswirkungen auf das Verhalten führt. Trotz dieser Ergebnisse haben nur wenige Studien den Zusammenhang zwischen Cannabiskonsum und jugendlicher Gehirnentwicklung beim Menschen untersucht. Auch haben die meisten bildgebenden Studien zum Cannabiskonsum eine geringe Stichprobengröße und sind im Querschnitt angelegt. Darüber hinaus führen die Forschenden an, dass bisherige Studien zwar darauf hinweisen, dass Jugendliche, die Cannabis konsumieren, tendenziell eine geringere kortikale Dicke in den Frontalhirnregionen aufweisen, es jedoch aufgrund des Querschnittcharakters der bisherigen Forschung unklar sei, ob diese Unterschiede in der Gehirnstruktur eine Folge der Droge selbst sind. Neben der innerwissenschaftlichen Relevanz stellt sich die Frage nach den sozialen, praktischen und politischen Implikationen der Untersuchung (Horvath, 2022, S. 48). Die Forschenden sehen hier den Forschungsbedarf angesichts des problematischen Freizeitkonsums in Folge der zunehmenden Legalisierung (Albaugh et al., 2021, S. 1032).

Für die Studie wurden insgesamt 57 Quellen genutzt, wovon fünf Quellen einen direkten Bezug zur Autorenschaft aufweisen. Für den theoretischen Hintergrund der Studie wurden 15 Quellen verwendet. Die Studie wird auf insgesamt acht Seiten (zzgl. Anhang) dargestellt. Der theoretische Hintergrund wird auf ca. einer dreiviertel Seite abgebildet (Albaugh et al., 2021).

2.2 Prospektive Kohortenstudie

Die zweite Studie untersucht die Frage, ob Cannabiskonsum das Risiko psychiatrischer Störungen erhöht. Ziel der Studie ist die großflächige Untersuchung eines prospektiven Zusammenhangs zwischen Cannabiskonsum und dem Risiko von psychischen Erkrankungen sowie Substanzkonsumstörungen in der allgemeinen erwachsenen Bevölkerung. Forschungsgegenstand sind Stimmungs-, Angst- und Substanzkonsumstörungen in Korrelation mit der Droge. Zur Beantwortung der Fragestellung wurden Personen im Rahmen einer landesweiten repräsentativen Stichprobe im Abstand von drei Jahren befragt (Blanco et al., 2016, S. 388–389).

Die Forschenden sehen einen Forschungsbedarf aufgrund zunehmender klinischer und politischer Bedenken in Folge steigender Konsumraten in der Allgemeinbevölkerung sowie der zunehmenden Anzahl an Staaten, die den Freizeitkonsum legalisieren. Eine Forschungslücke identifizieren die Forschenden bei der systematischen wissenschaftlichen Untersuchung von positiven Effekten bei einer ausgewählten Patientengruppe. Hingegen seien die negativen Folgen des Cannabiskonsums ausführlich dokumentiert. Hierbei beziehen sie sich auf 15 Studien, die die negativen Folgen des medizinischen Cannabiskonsums untersuchen. Bestärkt wird diese These mit vier weiteren Studien, die eine erhöhte Morbidität im Zusammenhang mit übermäßigem Konsum von verschiedenen Opioiden aufzeigen. Dabei konnte der Querschnittszusammenhang zwischen Cannabiskonsum und psychiatrischen Störungen durchgängig dokumentiert werden. Längsschnittstudien haben hingegen unterschiedliche Ergebnisse erzielt. Demnach berichten einige Studien, dass Cannabiskonsum mit einem erhöhten Risiko für das Auftreten von Depressionen, Angstzuständen, bipolaren Störungen, Substanzkonsumstörungen und Psychosen verbunden ist, während andere diese Ergebnisse nicht bestätigen konnten. Die Forschenden erklären diese Diskrepanzen durch die Konzentration auf unterschiedliche Altersgruppen, geografische Standorte, Geschlecht sowie Art und Anzahl der untersuchten psychischen Störungen. So hat laut den Forschenden bisher keine Studie die Assoziationen zwischen Cannabiskonsum und der Prävalenz und Inzidenz anderer Stimmungs-, Angst- und Substanzkonsumstörungen prospektiv untersucht. Mithilfe einer großen, landesweit repräsentativen Längsschnittstudie soll diese identifizierte Wissenslücke geschlossen werden (Blanco et al., 2016, S. 389).

Für die Studie wurden insgesamt 49 Quellen genutzt, wovon sieben Quellen einen direkten Bezug zur Autorenschaft aufweisen. Für den theoretischen Hintergrund der Studie wurden 27 Quellen verwendet. Die Studie wird auf insgesamt sieben Seiten (zzgl. Anhang) dargestellt. Der theoretische Hintergrund wird auf einer halben Seite abgebildet (Blanco et al., 2016).

2.3 Studienvergleich

Nachdem für beide Studien der theoretische Hintergrund und die Studienziele detailliert dargestellt wurden, werden in einem nächsten Schritt die Gemeinsamkeiten und Unterschiede aufgezeigt. Die Studien sind inhaltlich und im formalen Aufbau ähnlich, unterscheiden sich jedoch auf der Detailebene. Beide Studien untersuchen die Auswirkungen von Cannabis auf den menschlichen Körper.

Beide Studien liefern zunächst eine Übersicht über das methodische Vorgehen sowie über die wesentlichen Erkenntnisse. Anschließend führen sie in die Thematik ein, benennen steigende Konsumraten und gehen auf politische und klinische Bedenken ein. Beide Studien nutzen hierfür vielseitige Literaturquellen. Im Rahmen der Einleitung leiten die Studien den Forschungsbedarf her und benennen das Studienziel.

Die Forschenden beider Studien identifizieren eine entsprechende Forschungslücke aufgrund fehlender Untersuchungen. Hierfür werden jeweils verschiedene Studien aufgeführt. Die Neuroimaging-Studie beschreibt das bereits gesichtete Forschungsmaterial sowie relevante Studien ausführlich. Dabei kritisieren die Forschenden, dass bisherige Erkenntnisse vorrangig auf Tierstudien basieren. Daneben kritisieren sie, dass die meisten bildgebenden Studien zum Cannabiskonsum eine geringe Stichprobengröße aufweisen und im Querschnitt angelegt sind. Die prospektive Kohortenstudie beschreibt ebenfalls das bereits gesichtete Forschungsmaterial und relevante Studien. Die Forschenden stellen fest, dass der Querschnittszusammenhang zwischen Cannabiskonsum und psychiatrischen Störungen durchgängig dokumentiert wurde, Längsschnittstudien jedoch unterschiedliche Ergebnisse erbracht haben. Der Forschungsbedarf wird aus den widersprüchlichen Ergebnissen abgeleitet.

In beiden Studien wird eine Forschungsfrage formuliert, die einem rekonstruktivem Vorgehen entspricht und eine Verbindung von Spezifik und Offenheit beinhaltet. Im Rahmen der Neuroimaging-Studie wird der Zusammenhang zwischen Cannabiskonsum und Entwicklung der zerebralen Kortikalisdicke erklärt. Hingegen soll mit der Kohortenstudie das Risiko psychischer Erkrankungen in Folge des Cannabiskonsums prognostiziert werden.

Weitere Unterschiede liegen im Forschungsgegenstand. Die Forschenden der ersten Studie untersuchen die Entwicklung der zerebralen Kortikalisdicke. Hingegen fokussieren die Forschenden der zweiten Studie psychiatrische Erkrankungen.

Grundlegend ist die Heranführung an die Neuroimaging-Studie und damit der theoretische Hintergrund etwas detaillierter als in der Kohortenstudie. Bei beiden Studien ist dieser Teil auf einer Seite dargestellt. Der Gesamtumfang der Neuroimaging-Studie ist um zwei Seiten höher. Auch nutzt die Studie acht Quellen mehr. Jedoch nutzt die

Kohortenstudie für den theoretischen Hintergrund zwölf Quellen mehr als die Neuroimaging-Studie.

Im Vergleich zur Kohortenstudie gehen die Forschenden der Neuroimaging-Studie kaum auf bisherige Forschungsergebnisse ein oder beziehen konkret Stellung zu einzelnen Studien. Daraus lässt sich schließen, dass Blanco und sein Team die Studienlage wesentlich detaillierter analysiert haben und damit eine engere Eingrenzung des Forschungsziels vornehmen konnten. Dies kann unter Umständen zu qualitativ höherwertigen Ergebnissen führen.

Die untersuchte Stichprobe der Studien unterscheidet sich ebenfalls stark. In der Neuroimaging-Studie werden 1.598 MRT-Bilder von 799 Teilnehmenden in einer Längsschnittstudie untersucht. Bei den Teilnehmenden wurden zu Beginn der Studie und während einer 5-Jahres-Follow-up-Phase Gehirnscans durchgeführt. Die Neuroimaging- und Verhaltensdaten stammen dabei aus der IMAGEN-Studie, die an acht europäischen Standorten durchgeführt wurde und 2.223 Jugendliche umfasst. Hingegen wurde in der Kohortenstudie eine national repräsentative Stichprobe von 34.653 Erwachsenen im Abstand von drei Jahren befragt.

Insgesamt zeigt sich, dass die grundlegende Fragestellung und das Forschungsziel in beiden Studien ähnlich sind. Der Detaillierungsgrad der Einleitungen ist in beiden Studien zielgerichtet auf die weiteren Ausführungen, den Lesenden werden notwendige Hintergrundinformationen zur Verfügung gestellt und es wird Bezug zur Aktualität sowie wissenschaftlicher Relevanz genommen. Die Studien unterscheiden sich in der Herleitung des wissenschaftlichen Forschungsbedarfs, den zu untersuchenden Forschungsgegenständen und in der untersuchten Gruppe.

3 Methodisches Vorgehen

In einem nächsten Schritt wird das methodische Vorgehen untersucht. Zunächst werden das Studiendesign, die Datengrundlage sowie die Auswertungsmethoden der beiden Studien dargestellt, um sie darauf aufbauend vergleichend zu diskutieren.

3.1 Longitudinale Neuroimaging-Studie

Im Rahmen der Studie werden 1.598 MRT-Bilder von 799 Jugendlichen ausgewertet. Die Daten der Stichprobe stammen aus der gemeindebasierten IMAGEN-Kohortenstudie, die an acht europäischen Standorten durchgeführt wurde. Die Basisdaten wurden von 2008 bis 2011 erhoben, die Folgedaten von 2013 bis 2016. Insgesamt wurden 799 IMAGEN-Teilnehmende identifiziert, die zu Studienbeginn angaben, keinen Cannabis zu konsumieren und über verhaltens- und qualitätskontrollierte Neuroimaging-Daten über den gesamten Untersuchungszeitraum verfügten (Albaugh et al., 2021, S. 1031–1032).

Im Kapitel *Methoden* beschreiben die Forschenden detailliert die Form, in der die Daten erhoben wurden. Der Substanzkonsum wird zum Studienbeginn und nach fünf Jahren mit der *European School Survey Project on Alcohol and Other Drugs* (ESPAD) erfasst. Der ESPAD ist ein Selbstauskunftsfragebogen, der den Konsum von Alkohol, Nikotin und Cannabis sowie anderen Substanzen misst. Die Teilnehmenden geben hier auf einer 7-Punkte-Skala an, wie häufig sie die einzelnen Substanzen in einem bestimmten Zeitraum konsumierten (Hibell et al., 2004). Hingegen wird die Menge und Häufigkeit des Alkoholkonsums mithilfe des *Alcohol Use Disorders Identification Tests* (AUDIT) gemessen. Der AUDIT ist ein von der Weltgesundheitsorganisation entwickeltes zehn Punkte umfassendes Screening-Instrument zur Beurteilung des Trinkverhaltens (Babor, Higgins-Biddle, Saunders & Monteiro, 2001, S. 5). In der Studie wird die AUDIT-Skala zum Alkoholkonsum verwendet. Diese wird den Jugendlichen in der Nachbeobachtung in IMAGEN vorgelegt (Albaugh et al., 2021, S. 1032). Darüber hinaus werden die Zusammenhänge zwischen der cannabisbedingten Ausdünnung und den drei Bereichen der Impulsivität (Aufmerksamkeit, Nicht-Planung und Motorik) untersucht. Hierfür wird die *Barratt Impulsivitätsskala*, ein dreißig Punkte umfassender Fragebogen zur Selbsteinschätzung verwendet (Patton, Stanford & Barratt, 1995). Dieser wurde im Rahmen der Nachuntersuchung eingesetzt (Albaugh et al., 2021, S. 1032–1033).

Anatomische Bilder der kortikalen Dicke werden mit einem dreidimensionalen MRT mit T1-Wichtung auf Grundlage des Protokolls der *Alzheimer's Disease Neuroimaging Initiative* aufgenommen und anschließend unter Verwendung entsprechender Plattformen (CBRAIN und Compute Canada) verarbeitet. Zur Prüfung möglicher Zusammenhänge zwischen der räumlichen Verteilung der cannabisbedingten kortikalen Ausdünnung und einem Rezeptor für das endogene Cannabinoid-System wird eine Karte der Verfügbarkeit von CB1-Rezeptoren verwendet, die von gesunden Kontrollteilnehmenden in einer zuvor veröffentlichten Studie erstellt wurde (Albaugh et al., 2021, S. 1033).

Zusammenfassend lässt sich festhalten, dass die Autorenschaft das methodische Vorgehen sehr detailliert beschreibt und darstellt. Im Fokus steht die Untersuchung des Substanzkonsums der Probanden sowie der kortikalen Dicke mittels MRT-Bildern.

3.2 Prospektive Kohortenstudie

Für die Studie wurden 43.093 US-Erwachsene im Abstand von drei Jahren im Rahmen der *National Epidemiologic Survey on Alcohol and Related Conditions* (NESARC) befragt. Die primären Analysen beschränken sich dabei auf 34.653 Befragte (Blanco et al.,

2016, S. 388). Im Kapitel *Methoden* beschreiben die Forschenden die Form, in der die Daten erhoben wurden.

Zwei Untersuchungswellen der NESARC dienen als Datenquelle. Welle 1 (2001-2002) richtete sich an die zivile Bevölkerung ab 18 Jahren, die in Haushalten und Gruppenunterkünften lebt. Dabei wurden schwarze und hispanoamerikanische Personen sowie junge Erwachsene (18 bis 24 Jahre) in einer Überstichprobe erfasst. Die Daten der Überstichprobe sowie Antwortausfälle wurden auf Haushalts- und Personenebene bereinigt. In Welle 1 wurden 43.093 Personen von erfahrenen Laieninterviewern mit umfassender Schulung interviewt. Die Befragungen der Welle 2 (2004-2005) wurden ca. drei Jahre später durchgeführt. Personen, die hierfür nicht mehr infrage kamen (z. B. Verstorbene) wurden ausgeschlossen. Darüber hinaus wurden Gewichte entwickelt, die Antwortausfälle, demografische Faktoren und psychiatrische Diagnosen bereinigen. Hiermit wurde sichergestellt, dass die Stichprobe der Welle 2 der Zielpopulation entspricht (ursprünglichen Stichprobe abzüglich der Abgänge zwischen beiden Wellen). Nach Ausschuss dieser Personen betrug die gewichtete Antwortquote der zweiten Welle 81,5 % (n = 34.653) (Blanco et al., 2016, S. 389).

Zur Bewertung des Cannabiskonsums wurden die Befragten nach ihrem Konsum der letzten zwölf Monaten gefragt. Für einige Analysen wurden hierfür folgende Kategorien berücksichtigt: kein Cannabiskonsum in den letzten zwölf Monaten; etwas Cannabiskonsum in den letzten zwölf Monaten, aber weniger als ein Konsum pro Monat; und einmal oder mehr Konsum pro Monat (Blanco et al., 2016, S. 389).

Die psychiatrischen Diagnosen wurden gemäß der DSM-IV-Kriterien auf der Grundlage des *Alcohol Use Disorder and Associated Disabilities Interview Schedule* (AUDADIS-IV) gestellt. Die Forschenden begründen die Auswahl der Methode mit der guten bis hervorragenden Retest-Reliabilität bei Substanzkonsumstörungen in früheren Studien (Blanco et al., 2016, S. 389).

Die Stärke der unabhängigen Assoziationen zwischen dem Cannabiskonsum in Welle 1 und dem Auftreten und der Prävalenz psychiatrischer Störungen in Welle 2 wird mittels multipler linearer Regression und Propensity Score Matching geschätzt. Psychiatrischen Störungen werden mit einem strukturierten Interview gemessen. In beiden Analysen werden die gleichen Störfaktoren verwendet. Zu diesen zählen bspw. soziodemografische Merkmale, die familiäre Vorgeschichte von Substanzkonsumstörungen sowie ein gestörtes familiäres Umfeld (Blanco et al., 2016, S. 390–392). Es lässt sich festhalten, dass das methodische Vorgehen auch in dieser Studie detailliert beschrieben und dargestellt wird.

3.3 Methodenvergleich

Der formale Aufbau beider Methodenbeschreibungen ähnelt sich stark. Der Methodenteil wird jedoch in der Neuroimaging-Studie wesentlich detaillierter dargestellt. Die Beschreibung der statistischen Methoden ist hier deutlich umfangreicher. Hingegen wird die statistische Auswertung in der Kohortenstudie umfangreicher beschrieben. Grund hierfür könnte sein, dass in der Kohortenstudie mehr Daten ausgewertet und daher mehrere Methoden kombiniert werden müssen. Beide Studien gehen induktiv vor.

In beiden Studien wird eine ausgewählte Kohorte über mehrere Jahre untersucht. Die Datenerhebung wird jeweils detailliert beschrieben. Aufgrund des Versuchsaufbaus unterscheidet sich das Vorgehen stark. So werden die Teilnehmenden der Neuroimaging-Studie in einem Abstand von fünf Jahren untersucht, die der Kohortenstudie in einem Abstand von drei Jahren befragt. Die Forschenden beider Studien nutzen hierfür Untersuchungsmethoden und Fragebögen bisheriger Studien. Daneben werden jeweils qualitative als auch quantitative Methoden verwendet.

Für die Auswertungen setzen die Forschenden verschiedene statistische Analysemethoden ein. Im Rahmen der Neuroimaging-Studie beziehen sich die Forschenden bei der Auswertung der MRT-Bilder auf ein wissenschaftlich anerkanntes Protokoll und nutzen entsprechende Plattformen. Hingegen werden mögliche Assoziationen in der Kohortenstudie mittels multipler linearer Regression und Propensity Score Matching geschätzt sowie strukturierte Interviews durchgeführt.

Zusammenfassend lässt sich festhalten, dass die Forschenden beider Studien einen großen Wert auf eine transparente und detaillierte Darstellung des Vorgehens legen. Die Auswahl der Methoden wird dabei nicht nur detailliert beschrieben, sondern auch begründet.

4 Datenanalyse und Interpretation

Nachdem das methodische Vorgehen beider Studien dargestellt und diskutiert wurde, werden in einem nächsten Schritt die Datenanalyse und Interpretation verglichen. Der Fokus liegt hierbei auf der jeweiligen Methodik. Hingegen nehmen inhaltlichen Ergebnisse eine untergeordnete Rolle ein.

4.1 Longitudinale Neuroimaging-Studie

In der Datenanalyse werden insgesamt 1.598 MRT-Bilder von 799 Teilnehmenden ausgewertet. Die statistische Auswertung der kortikalen Dicke erfolgt mit der Matlab-Toolbox *SurfStat*. In Querschnittsanalysen wird die lokale kortikale Dicke auf den lebensländlichen Cannabiskonsum regressiert. In der primären Längsschnittanalyse wird ein lineares gemischtes Modell implementiert und getestet, inwieweit der Beginn des Cannabiskonsums mit altersbedingten Veränderungen der kortikalen Dicke verbunden ist. Die jeweilige Teilnehmer-ID wird als Zufallseffekt eingegeben, um die Abhängigkeit innerhalb der einzelnen Personen zu berücksichtigen. Die Veränderung des Cannabiskonsums wird als zeitvariable Kovariate einbezogen. In sämtlichen Analysen werden Alter, Gesamthirnvolumen, Geschlecht, Händigkeit, Standort und Konsum kontrolliert. Um Mehrfachvergleiche zu berücksichtigen, wird die Zufallsfeldtheorie auf die kortikale Oberfläche angewendet. Für alle Analysen der kortikalen Dicke wird eine zufallsfeldtheoretische clusterkorrigierte Signifikanzschwelle verwendet. Die gewonnenen Erkenntnisse werden deskriptiv dargestellt und grafisch aufbereitet (Albaugh et al., 2021, S. 1033–1036).

Darauf aufbauend folgt eine umfassende Diskussion der Ergebnisse. Hierbei werden die Ergebnisse interpretiert, diskutiert und anschließend mit vorangegangenen Studien verglichen. Insgesamt liefern die Ergebnisse starke Indizien dafür, dass Cannabiskonsum in der Adoleszenz mit einer veränderten Neuroentwicklung einhergeht. Dies gilt insbesondere in den Großhirnrinden, die reich an Cannabinoid-1-Rezeptoren sind und in der mittleren bis späten Jugend die größten altersbedingten Veränderungen durchlaufen. Diese Ergebnisse werden durch die Konvergenz mit einer Positronen-Emissions-Tomographie (PET)-Kartierung (bildgebendes Verfahren der Nuklearmedizin) der CB1-Rezeptorverfügbarkeit bestätigt. Daneben führen die Forschenden vorangegangene Studien auf und analysieren diese kritisch. Es werden sowohl Humanforschungen als auch Tierstudien betrachtet. Die Ergebnisse der vorliegenden Studie können dazu beitragen, die erhöhte Auffälligkeit für die Auswirkungen des Cannabiskonsums bei Jugendlichen zu erklären und unterstützen den Zusammenhang zwischen dem Konsum und laufendem Reifungsprozess des Gehirns. Fortführend werden die Stärken der Studie aufgeführt. Hierzu zählt bspw. die im Vergleich zu anderen Studien höhere statistische Aussagekraft, um relative subtile Veränderungen im Gehirn zu erkennen. Hingegen stellt bspw. die Messung in Form von Selbstauskünften eine Einschränkung dar. Abschließend wird der offene Forschungsbedarf durch Replizierung der Studienergebnisse ausgearbeitet (Albaugh et al., 2021, S. 1033–1036).

Es lässt sich festhalten, dass der Analyse- und Interpretationsteil mit insgesamt sieben Seiten sehr ausführlich beschrieben wird. Dementsprechend ist die Ergebnisinterpretation als transparent zu beurteilen.

4.2 Prospektive Kohortenstudie

Die Datenanalyse wird eingehend beschrieben. Um die Stärke und Unabhängigkeit der Zusammenhänge zwischen Cannabiskonsum und psychiatrischen Störungen zu untersuchen, werden zunächst unbereinigte Schätzungen der beobachteten Zusammenhänge vorgenommen. Hierfür werden gewichtete Schätzungen und Odds Ratios (auch Chancenverhältnis oder Quotenverhältnis) der Prävalenz und Inzidenz psychiatrischer Störungen nach Cannabiskonsum in den letzten zwölf Monaten berechnet. Die Stärke der unabhängigen Assoziationen zwischen dem Cannabiskonsum und dem Auftreten und der Prävalenz psychiatrischer Störungen wird mittels multipler linearer Regression und Propensity Score Matching geschätzt (Blanco et al., 2016, S. 390).

Die gewonnenen Erkenntnisse werden deskriptiv dargestellt und tabellarisch aufbereitet. Nach Bereinigung um mehrere Kovariaten, die den Cannabiskonsum vorhersagen, ergeben die multiple Regressionsanalyse und das Propensity Score Matching übereinstimmend, dass Cannabiskonsum mit einem signifikant erhöhten Risiko für die Entwicklung von Alkohol-, Cannabis- und anderen Drogenkonsumstörungen in Verbindung gebracht werden kann, jedoch nicht mit einem erhöhten Risiko für die Entwicklung von Stimmungs- oder Angststörungen verbunden ist (Blanco et al., 2016, S. 390–392).

Nachdem die Datenanalyse sowie die Ergebnisse ausführlich dargestellt wurden, folgt eine umfassende Diskussion. Hierbei gehen die Forschenden näher auf die Ergebnisse ein und interpretieren diese. Sie beschreiben die Ergebnisse aus den unbereinigten und bereinigten Analysen und leiten Erkenntnisse ab. In einem nächsten Schritt werden diese mit den Erkenntnissen früherer Untersuchungen verglichen, erweitert und bestätigt. Offengebliebene Zusammenhänge werden begründet. Darüber hinaus werden Einschränkungen bei der Ergebnisinterpretation aufgeführt. So stellt die Studie bspw. trotz ihres prospektiven Designs keinen kausalen Zusammenhang zwischen Cannabiskonsum und dem Auftreten neuer Störungen her, da die Möglichkeit besteht, dass Reste von Störfaktoren vorhanden sind. Auch hätten sich bei einer längeren Nachbeobachtung möglicherweise andere Muster der Inzidenz oder Prävalenz ergeben (Blanco et al., 2016, S. 392–394).

Zusammenfassend lässt sich festhalten, dass der Analyse- und Interpretationsteil mit insgesamt fünf Seiten ausführlich beschrieben wird. Damit ist die Ergebnisinterpretation auch in dieser Studie als transparent zu beurteilen.

4.3 Datenanalyse- und Interpretationsvergleich

Der Vergleich der Datenanalyse und Interpretation der beiden Studien zeigt, dass die gewonnenen Ergebnisse jeweils rein deskriptiv dargestellt und grafisch aufbereitet werden. Hierfür werden Tabellen, Abbildungen und Diagramme je nach Anwendungsfall gezielt eingesetzt. Die Forschenden beider Studien greifen dabei auf unterschiedliche Datenanalysemethoden zurück.

Die anschließende Diskussion wird in den Studien unterschiedlich umgesetzt. So werden in der Neuroimaging-Studie die Ergebnisse kaum interpretiert. Stattdessen werden sie mit vorangegangenen Studien verglichen. Hingegen werden die Ergebnisse der Kohortenstudie ausführlicher interpretiert und anhand vorangegangen Untersuchungen belegt. Da beide Studien unterschiedliche Fokussierungen vorgenommen haben, ist ein Ergebnisvergleich auf inhaltlicher Ebene schwierig, an dieser Stelle jedoch auch nicht notwendig. Die Forschenden beider Studien legen einen großen Wert auf Transparenz und einer anhand von Literaturnachweisen nachvollziehbaren Argumentation.

Insgesamt sind Ergebnisteil und Diskussion in Bezug auf den Umfang in den Studien ähnlich, wobei unterschiedliche Schwerpunkte gesetzt werden. In beiden Studien werden die Ergebnisse kritisch betrachtet und Einschränkungen vorgenommen. Beide Studien leiten weitere Forschungsbedarfe ab und appellieren an politische Entscheidungstragende die gewonnenen Erkenntnisse in ihren Entscheidungen zu berücksichtigen.

5 Fazit

Die Pläne von Bundesgesundheitsminister Karl Lauterbach zur Cannabis-Legalisierung sorgen für erhitzte Diskussionen. Für die einen ist die Freigabe längst überfällig. Kritiker hingegen warnen vor den gesundheitlichen Schäden der Droge. So beschäftigen sich immer mehr Studien mit der Frage, ob und inwieweit sich der Cannabiskonsum auf den menschlichen Körper auswirkt. Auch im Rahmen dieser Arbeit wurden zwei Studien analysiert, die dieser Frage nachgehen. Ziel war die Untersuchung und vergleichende Diskussion der Studien im Hinblick auf den theoretischen Hintergrund, Methodik, Datenanalyse sowie Interpretation. Abschließend sollen die wesentlichen Erkenntnisse der vorangegangenen Analyse zusammenfasst und durch die Bewertung der Hauptgütekriterien Objektivität, Reliabilität und Validität komplettiert werden.

Die Forschenden beider Studien identifizieren zunächst eine entsprechende Forschungslücke aufgrund fehlender Untersuchungen und legen die wissenschaftliche Relevanz sowie die gesellschaftliche Notwendigkeit für die Untersuchung dar. In beiden Studien wird eine ausgewählte Kohorte über mehrere Jahre untersucht. Aufgrund des Versuchsaufbaus unterscheidet sich das Vorgehen jedoch stark. Die Teilnehmenden der Neuroimaging-Studie werden in einem Abstand von fünf Jahren untersucht, die der Kohortenstudie in einem Abstand von drei Jahren befragt. Hierfür nutzen die Forschenden jeweils Untersuchungsmethoden und Fragebögen bisheriger Studien und verwenden sowohl qualitative als auch quantitative Methoden. Die Studien werden jeweils mit einer Interpretation und Diskussion der Ergebnisse sowie der Erläuterung des offenen Forschungsbedarfs abgeschlossen.

Die Objektivität stellt die Vergleichbarkeit von erhobenen Daten unabhängig der forschenden Person sicher. Beide Studien wurden auf Grundlage standardisierter Methoden und einem strukturierten Studienaufbau durchgeführt. Hierdurch werden die Befragten nicht durch die befragende Person beeinflusst. Auch sind der Interpretation keine Verzerrungen durch die Forschenden erkennbar. Damit ist die Objektivität in beiden Studien grundsätzlich gegeben.

Das Gütekriterium Reliabilität umfasst die formale Genauigkeit der Erfassung der Merkmalsausprägung. Diese ist ohne Einschränkungen in beiden Studien gegeben. So lassen sich die Ergebnisse aufgrund der standardisierten Versuchsaufbauten sowie der großen Stichproben unter ähnlichen Bedingungen reproduzieren.

Als wichtigstes Gütekriterium stellt die Validität sicher, dass eine inhaltliche Übereinstimmung zwischen den erhobenen Daten und den Daten, die erhoben werden sollen, vorliegt. Dem entsprechend wird in beiden Studien die Validität sichergestellt, da die jeweiligen Verfahren tatsächlich die zu messenden Merkmale erfassen. Es lässt sich jedoch festhalten, dass beide Studien auf Daten anderer Studien zurückgreifen, wodurch die Validität eingeschränkt werden kann.

Damit kann beiden Studien eine hohe Relevanz sowie Aussagekraft für politische Entscheidungstragende im Hinblick auf die Legalisierung von Cannabis zugesprochen werden. Jedoch gilt es, den offenen Forschungsbedarf in weiteren Studien zu untersuchen und damit weitere Forschungslücken zu schließen.

Literatur- und Quellenverzeichnis

Albaugh, M. D., Ottino-Gonzalez, J., Sidwell, A., Lepage, C., Juliano, A., Owens, M. M. et al. (2021). Association of Cannabis Use During Adolescence With Neurodevelopment. *JAMA Psychiatry, 78* (9), 1031–1040. doi:10.1001/jamapsychiatry.2021.1258

Babor, T. F., Higgins-Biddle, J. C., Saunders, J. B. & Monteiro, M. G. (2001). AUDIT: the Alcohol Use Disorders Identification Test: guidelines for use in primary health care, (2).

Blanco, C., Hasin, D. S., Wall, M. M., Flórez-Salamanca, L., Hoertel, N., Wang, S. et al. (2016). Cannabis Use and Risk of Psychiatric Disorders: Prospective Evidence From a US National Longitudinal Study. *JAMA Psychiatry, 73* (4), 388–395. doi:10.1001/jamapsychiatry.2015.3229

Bundesministerium für Gesundheit. (2022, Oktober 26). Kontrollierte Abgabe von Cannabis: Eckpunktepapier der Bundesregierung liegt vor. *Bundesministerium für Gesundheit.* Verfügbar unter: https://www.bundesgesundheitsministerium.de/ministerium/meldungen/kontrollierte-abgabe-von-cannabis-eckpunktepapier-der-bundesregierung-liegt-vor.html (14.11.2022).

EMCDDA. (2021). *Europäischer Drogenbericht 2021: Trends und Entwicklungen.* Luxemburg: Europäische Beobachtungsstelle für Drogen und Drogensucht. Verfügbar unter: https://www.emcdda.europa.eu/system/files/publications/13838/2021.2256_DE0906.pdf

Hall, W. & Degenhardt, L. (2014). The adverse health effects of chronic cannabis use. *Drug Testing and Analysis, 6* (1–2), 39–45. doi:https://doi.org/10.1002/dta.1506

Hibell, B., Andersson, B., Bjarnason, T., Ahlström, S., Balakireva, O., Kokkevi, A. et al. (2004). *The ESPAD Report 2003: Alcohol and Other Drug Use Among Students in 35 European Countries.* Swedish Council for Information on Alcohol and Other Drugs. Verfügbar unter: http://www.espad.org/content/espad-report-2003-alcohool-and-other-drug-use-among-students-35-european-countries (14.12.2022).

Horvath, K. (2022). Forschungsfragen. In Baur, N. & Blasius, J. (Hrsg.), *Handbuch Methoden der empirischen Sozialforschung* (S. 35–50). Wiesbaden: Springer Fachmedien Wiesbaden.

Patton, J. H., Stanford, M. S. & Barratt, E. S. (1995). Factor structure of the barratt impulsiveness scale. *Journal of Clinical Psychology, 51* (6), 768–774. doi:10.1002/1097-4679(199511)51:6<768::AID-JCLP2270510607>3.0.CO;2-1

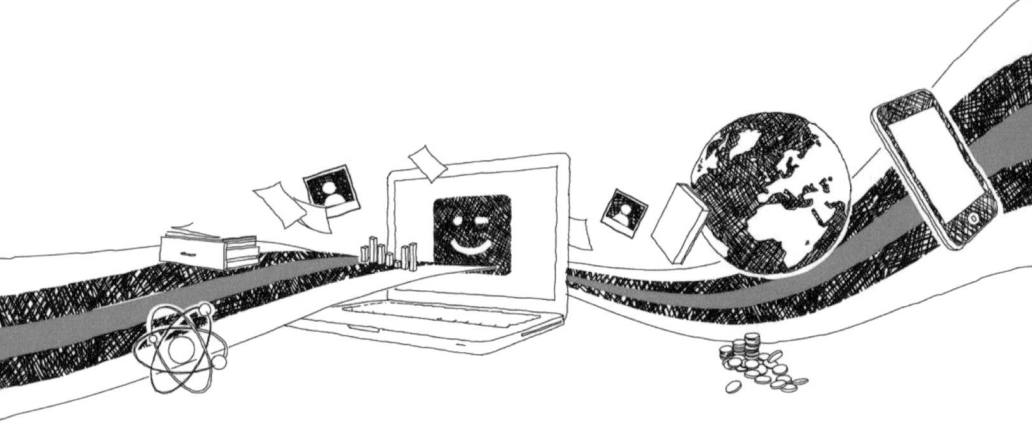
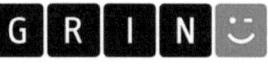